DU

GRANDINISME.

IMPRIMERIE DE MIGNERET,

RUE DU DRAGON, N.° 20.

DU GRANDINISME,

POUR RÉPONDRE A LA QUESTION DE L'ACADÉMIE ROYALE DES SCIENCES,

SUR

LA FIÈVRE CONTINUE;

EN DEUX PARTIES :

LA PREMIÈRE TRAITE DE **LA FIÈVRE CONTINUE**,

ET LA SECONDE DE **L'ÉLECTRICITÉ VITALE**,

Par M. BRESSY, D.-M.

A ARPAJON.

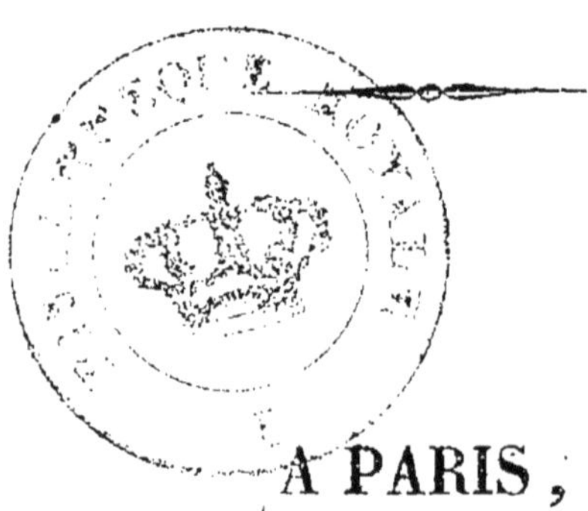

A PARIS,

CHEZ JUST ROUVIER ET LE BOUVIER, LIBRAIRES,

RUE DE L'ÉCOLE DE MÉDECINE, N.° 8;

DELAMOTTE, LIBRAIRE, RUE DES GRANDS-AUGUSTINS, N.° 9.

1835.

PRÉFACE.

Une Commission composée de MM. Serres, Duméril, Double, Blainville et Magendie, a été nommée par l'Académie des sciences, pour lui faire un rapport sur les pièces qui sont parvenues à son secrétariat, relatives au concours sur la Fièvre continue ; parmi ces pièces, il se trouve un écrit de moi qui a été inscrit le 24 décembre 1833, c'est-à-dire, peu de jours avant la clôture du concours. M. Serres a lu le rapport très-lumineux ci-après transcrit au nom de cette Commission, qui est un modèle d'impartialité bienveillante et d'urbanité.

QUESTION DE MÉDECINE.

Fondation Montyon.

L'académie avait proposé la question suivante pour sujet du prix qu'elle devait décerner en 1835.

Déterminer quelles sont les altérations des organes dans les maladies désignées sous le nom de fièvres continues ;

Quels sont les rapports qui existent entre les symptômes de ces maladies et les altérations observées :

Insister sur les vues thérapeutiques qui se déduisent de ces rapports.

La commission qui a été nommée pour juger les pièces adressées à l'Académie, vient aujourd'hui vous rendre compte de ses travaux : elle est composée de MM. Serres, Duméril, Double, Blainville et Magendie.

Parmi le grand nombre de réponses qui ont été soumises à son jugement, la Commission a lu avec beaucoup d'intérêt, et distingué d'une manière particulière quatre Mémoires inscrits sous les n°s 2, 6, 8 et 12.

Bien que les auteurs saisissent et traitent la question sous des aspects très-différens, la Commission se plaît à reconnaître, dans chacun de ces ouvrages, un mérite réel et une connaissance parfaite de l'état actuel de la science, en ce qui regarde la question proposée.

Sa satisfaction a été telle qu'elle a pensé un

moment à partager le prix entre deux de ces réponses, et à accorder des mentions honorables aux deux autres.

Mais en considérant que tout en traitant leur sujet avec un talent remarquable, soit dans l'exposition des faits, soit dans leur rapprochement, les auteurs y ont cependant laissé des lacunes véritables ; que, par exemple, les rapports qui existent entre les symptômes des fièvres et les lésions des organes, ainsi que les vues thérapeutiques qui se déduisent de ces rapports, ont été, en général, sinon négligés, du moins présentés d'une manière beaucoup trop superficielle ; que si ces parties de la question en sont justement les points les plus difficiles, ils en sont aussi les plus importans, et ceux qui réclament, dans l'intérêt de l'humanité, les recherches les plus approfondies.

Considérant d'ailleurs que les Mémoires qu'elle a distingués cette année, laissent l'espoir fondé que les auteurs sont très-capables d'améliorer leur travail et de résoudre, autant que cela est possible aujourd'hui, complètement la question proposée, et qu'il résulterait de cette solution un progrès remarquable dans l'une des branches les plus obscures de la médecine théorique et pratique.

La Commission a décidé qu'il n'y avait pas lieu à décerner cette année le prix de médecine de M. de Monthyon, question spéciale ; elle a l'honneur de proposer à l'Académie de remettre la même question au concours pour l'année 1836, et en même temps de rétablir le prix à sa valeur primitive, c'est-à-dire de le faire consister en une médaille d'or de la valeur de 10,000 francs.

Il est important pour avoir l'intelligence de cet ouvrage, de consulter mon Cours de Miasmatique.

DU

GRANDINISME.

PREMIÈRE PARTIE.

CHAPITRE PREMIER.

Du Chromaphore ou de l'Oxygène.

Sans l'albique solaire, il n'y aurait pas de lumière. Il n'y a de lumière pour nous, que lorsque l'albique est combiné avec les couleurs terrestres. Les couleurs de la lumière domestique ne viennent évidemment pas du soleil, et il n'y a pas de différence entre les couleurs de la lumière domestique et les couleurs de la lumière du jour. La flamme produit la lumière domestique ; une seule mèche en remplit un appartement. La flamme est fournie par l'oxygène, il faut que l'oxygène contienne les couleurs qui sont dans la flamme ; car il n'y a que la flamme qui puisse les distribuer à la lumière domestique, qui est elle-même une flamme subtile.

La lumière domestique étant la même que celle du jour, les couleurs de la lumière du jour viennent nécessairement de la même source que celles de la lumière des lampes : celles-ci sont fournies par le chromaphore ou oxygène ; ce gaz entretient la flamme et lui transmet, quels que soient les combustibles, les élémens de la lumière. La flamme est du carbone embrasé, car le chromaphore, avant d'enflammer le corps combustible, le carbonise, à moins qu'il ne soit déjà carbonisé, tels que la poudre, l'hydrogène et le pyrophore. Il suit de là que la lumière est du carbone volatilisé par sa propre combustion.

Si on présente un obstacle à la flamme, il éteint une partie de cette flamme, et la portion éteinte est du carbone ; si deux lumières se font obstacles, l'une à l'autre, aux points de résistance, il y a obscurité ou carbone éteint. Cette obscurité a également lieu par le contact de la lumière du jour, comme pour la lumière des lampes ; il n'y a pas de doute d'après cela, que la lumière des lampes ne soit la même que la lumière du jour.

La loupe, le prisme, présentés à la lumière, occasionnent à l'albique une solution de continuité égale à leur volume. La loupe et le prisme étant transparens, le rayon albique se soude en zéro temps à leur surface supérieure, pour réunir la solution, il abandonne au-dessous de la loupe et du prisme, les couleurs qui ne peuvent l'accompagner dans ces verres. Elles se concentrent à l'entour de l'albique, au-dessous de la loupe en lumière ardente, et au-dessous du prisme, elles se séparent en rayons rouge, orangé, jaune, vert, bleu, azur, violet, en triangle extérieur de tannique et en triangle intérieur de mellique ; ces deux triangles récèlent par moitié les rayons colorés.

Au tour du rayon albique qui traverse une loupe, descend une flamme conique. L'extrémité de cette flamme, tronquée par un obstacle combustible, devient foyer qui dépose du pyrophore composé des carbones du mellique et du tannique ; lorsque la couche de pyrophore a acquis une certaine épaisseur, elle s'enflamme et met le feu au corps combustible sur lequel elle a été déposée. Il faut, pour qu'il y ait combustion, qu'il n'existe pas sur la direction du rayon d'albique, tant au-dessus qu'au-dessous de la loupe, des vapeurs humides. La non réussite de cette expérience, faite avec la lumière des lampes, est due aux vapeurs aqueuses qui se dégagent de la flamme des huiles; car elle réussit très-bien avec la flamme du charbon de bois.

Il s'agit de savoir d'où provient le carbone lumineux du jour ? Il provient comme celui de la lumière des lampes, de l'oxygène ; car de même que l'oxygène oxyde, de même il carbonise. Il n'y a pas de carbone dans l'huile qui abreuve la mêche, il n'y a pas non plus d'oxyde dans les métaux ; il faut qu'il y ait un composé qui fournisse aux huiles enflammées le carbone, et aux métaux enflammés leur oxyde ; ce composé est l'oxygène. Il doit contenir, en conséquence, le tannique et le mellique qui sont carbonables, et les élémens de l'oxyde rouge, orangé, jaune, vert, bleu, azur, violet, sucré et acerbe ; d'après la propriété que l'oxygène possède, de former tous ces oxydes, il doit réunir en lui toutes les couleurs du spectre solaire. En effet, un prisme de crystal est un chromascope qui décompose une fraction de chromaphore ou d'oxygène, réunie à une sécante d'albique solaire ternie par le bleu céleste, en deux triangles invisibles et huit rayons visibles, y compris le blanc. Des deux triangles, l'un renferme le pyromellique, dans lequel sont logés le rayon rouge, l'orangé, le jaune ; l'autre triangle est le tannique qui loge le rayon violet, l'azur, le bleu et le vert. Dans le triangle mellique est confondu le calorique de la fraction du chromaphore décomposé ; ce qui en fait un triangle pyromellique ; c'est lui probablement à qui les oxydes blancs sont dus.

Le coup de soleil à la tête, *ictus solis*, frappe lorsqu'un nuage cesse d'interrompre la communication directe de l'albique avec le soleil. La jonction de la partie de l'albique de dessous le nuage avec celle du dessus, se fait par l'inflammation subite de l'oxygène ; c'est elle qui donne une commotion à une tète nue ou mal couverte, appelée coup de soleil. Cette commotion est la combustion rapide du pyrophore, formé par la rencontre de la lumière supérieure au nuage, avec celle qui lui est inférieure. Si le corps n'est pas défendu par des vêtemens pendant que ce phénomène a lieu, il subit un érysipèle de brûlure. La cérébrale solaire qui se déclare quelquefois après un coup de soleil, est une érysipélateuse comme toutes les fièvres, n'importent les causes qui les ont produites. L'apoplexie solaire est l'effet d'une brûlure plus intense que celle de l'érysipèle fébrile.

L'albique solaire est un miroir, l'albique de nos lampes est aussi spéculaire, parce que l'albique isolé dans nos demeures fait partie de l'atmosphère du soleil; il se trouve sur la terre en tous lieux. Il entre dans la composition de l'oxygène sans participer à son agitation. Par sa propriété à reproduire les objets, l'albique opère la vision, c'est-à-dire, comme miroir. La complication, les croisemens et l'absorption des rayons colorés, détruiraient le double organe de la vue en peu de temps, si les hypothèses sur la vision étaient réelles. L'albique est un miroir, et tous les miroirs ne le sont que par lui ; d'où il suit que la vision s'effectue aussi simplement que le tact, le goût et l'ouïe, non par un mécanisme compliqué qui décèle le génie des savans qui l'ont imaginé et calculé, mais par la seule inspection des objets représentés par l'albique. Si pour voir il fallait que les rayons colorés se croissassent dans l'œil, il n'y aurait que des cyclopes. D'après l'étendue de la vue, l'albique est un miroir dont l'épaisseur s'étend jusques aux limites du ciel.

CHAPITRE II.

Du Grandinique.

Le froid, pour la physique expérimentale, est toujours la négation de la chaleur ; il n'en est pas ainsi pour la physique médicale ; le froid qu'on appelle fraîcheur, humeur froide, tétanos , est un être réel qui se combine dans le corps vivant de telle manière que dans plusieurs cas, aucun agent ne peut l'en déloger. Je nomme grandinique ce man, parce qu'il est très-désastreux lorsque dans les orages, il cristallise les nuages en grêle. Il est indispensable pour les progrès de la physique médicale et de la physique générale , de distinguer le froid dû à un être crystallisateur, de la pure négation du calorique dont les effets nous sont encore inconnus. Il m'est impossible , sortant de la route ordinaire, de rendre plausibles des explications inusitées. Les initiés dans les sciences physiques, travaillent tous à découvrir des nouvelles vérités ; mais malgré leurs attraits et leur utilité , en se montrant , elles effarouchent par leur action sur le passé ; les bons esprits reviennent en plus ou en moins de temps de leur stupeur, de cette fâcheuse surprise ; Fontenelle avait tort de craindre une résistance qui n'est jamais durable, chez un vrai savant.

Tous les lettrés connaissent l'avanture qui obligea Scarron, à l'époque du Carnaval, de se plonger nu et suant dans l'eau des fossés de la Bastille, et les suites que ce bain glacial eut pour lui ; il n'altera pas sa gaîté, mais il fut perclus et souffrant le reste de sa vie. Scarron était en sueur liquide et vaporeuse ; elle a été repercutée et résorbée dans ses deux consistances, unie au grandinique qui minéralise les eaux des sources froides qui tiennent des sels en dissolution, et qui en chasse le calorique, pour leur donner une température proportionnée à la quantité dont il s'est introduit dans ces eaux. Ce man se fixe dans le corps où il produit le rhumatisme que le peuple, avec son tact ordinaire, désigne sous le nom de fraîcheur : c'était celui que Scarron contracta dans les fossés de la Bastille.

Un Savoyard, garde-moulin à l'Isle-Vaucluse, se fit couper les cheveux au printemps, le matin ; dans la journée il s'enivra, se retira tard ; les portes du moulin étaient fermées ; il se coucha dans la prairie où on le trouva le matin, la tête nue et dans un état si convulsif qu'on le crût enragé : on le transporta à l'hôpital duquel j'étais médecin. Je fis ma visite à mon heure ordinaire ; on m'apprend que le garde-moulin est mort enragé ; telle fut l'expression de la religieuse pharmacienne. Je voulus voir le cadavre, il avait été transporté à la chapelle ; dès-lors il était au pouvoir du Clergé. Je n'avais cependant aucun doute sur la cause de la mort ; j'étais persuadé qu'elle était due à un tétanos.

Il était couvert, quand on l'a trouvé, de rosée, ainsi que la prairie. La rosée est en très-grande partie, le produit de la liquéfaction des vapeurs aqueuses transpirées par les plantes, les animaux, etc., condensées, par le serein qui est un effluve grandinique. Le caractère distinctif de la rosée est de s'arrondir en perle, selon l'expression des poètes. La forme sphérique de la rosée est aussi celle de la grêle, au lieu que l'eau qui ne contient pas de grandinique, se détache en gouttes plus ou moins alongées. La rosée aura été absorbée par le garde-moulin, elle aura pénétré les muscles, les membranes, les nerfs et aura troublé, par le grandinique qu'elle a entraîné dans le corps de cet individu, toutes les fonctions vitales par un spasme universel et extrême.

Le grandinique est un man bien autrement puissant, autrement étendu que le calorique. Celui-ci est circonscrit dans l'atmosphère gazeuse de la terre, encore ne chauffe-t-il que lorsque l'albique solaire impressionne le chromaphore. Le grandinique, au contraire, est l'agent de toutes les affinités; il occupe les caves, les souterrains, la surface des terrains mouillés par la rosée, par la plupart des pluies. Il règne perpétuellement aux pôles, sur les hautes montagnes, il occupe l'atmosphère supérieure et on ignore où il finit, de sorte que le grandinique constitue une atmosphère manique à la terre qui peut dépasser la lune; nous n'avons pas encore des moyens de connaître son étendue; mais on ne méconnaîtrait pas raisonnablement l'existence d'une atmosphère manique à la terre, le soleil ayant la sienne. Les physiciens ont d'abord admis avec répugnance l'attraction, ils ont fini par l'étayer à l'exemple de Newton, son inventeur, qui n'y croyait pas, par des calculs savans. Ces précieux travaux ne seront pas perdus pour la science; avec des modifications, ils s'adapteront à l'équilibre que la terre tend à trouver, par sa rotation, dans l'albique solaire, et la lune dans la grandinique (1).

---

(1) Galilée fut le martyr de la vérité, tandis que Newton, l'Apôtre de l'erreur, est encore en ovation : cependant l'un et l'autre ont failli aux yeux des théologiens, pour avoir contredit la Bible; Galilée devait être moins coupable que Newton, en ce qu'il y a quelquefois trois ou quatre soleils dans l'horizon. N'aurait-il pas pu se faire que l'ordre de Josué se fût adressé au dernier visible des quatre soleils? Dans ce cas, la terre aurait tourné plusieurs heures après le coucher du vrai soleil, éclairée par son image, au lieu que, par l'attraction, Newton méconnaît l'abîme que la Bible proclame : aussi les géologues-théologiens anglais ont-ils repoussé avec des raisons plausibles, le centre solide de la terre? D'ailleurs l'ellipse que la terre décrit chaque année pour nous amener les mêmes saisons, ne pourrait se former, si elle avait un centre de gravité fixe.

De là vient que Newton, qui était théologien et dévot, avait du scrupule d'avoir voulu prouver que le centre de la terre était solide. Le centre étant solide, d'après la loi établie par lui, chaque molécule d'une sphéroïde, est

La puissance du grandinique n'est dans nul phénomène, plus manifeste que dans la crystallisation et la dissolution. Sans grandinique il n'y a jamais crystallisation ; cet agent abonde dans les caves, dans les appartemens frais et humides ; on est certain de se procurer des beaux crystaux, en transportant une solution saline dans un de ces lieux ; le grandinique pénètre le vaisseau qui contient la dissolution et il arrange, selon leur polarité, les molécules disjointes. Les physiciens s'assureront par la suite que le grandinique est l'aimant, l'électricité résineuse, l'organisateur des solides, par la simple, la double, la triple, la quadruple polarité de leurs crystaux, que le calorique fait partie de l'électricité vitrée, qu'il est l'agent de la fusion, de quelques gazifications, de la vo-

---

attirée par les molécules sous-posées dont le nombre est décroissant jusqu'au centre. De sorte que l'attraction finit par n'être exercée, que par une molécule unique qui devient un atlas central atomique, qui attire toute la matière de la sphéroïde, et dont la force attractive s'exerce jusque sur les astres. Les géomètres prouvent cela par le calcul ; une pareille preuve atteste, selon moi, la non-existance de l'attraction newtonnienne.

latilité, de la décomposition organique, et qu'il est un des élémens de la vie.

Outre les propriétés opposées ci-dessus énoncées que le grandinique et le calorique ont, ils diffèrent encore, en ce que le grandinique est une puissance astrale et la force terrestre de la fixité et de la cohésion ; au lieu que le calorique a une action passagère qui ne dépasse pas l'atmosphère, aux variations de laquelle il contribue presque seul ; quoique sans lien avec la terre, il paraît concourir à son mouvement.

Deux parties et demie de glace pilée, une partie de sel marin pilé à zéro, exactement mêlées, se liquéfient et font descendre le thermomètre à 19 degrés. D'où viennent ces 19 degrés de froid ? Ils proviennent du grandinique nécessaire à la cristallisation de deux parties et demie de glace et de la partie du sel marin que leur liquéfication a rendu inutile, et il reste libre dans le mélange liquifié, où il manifeste sa présence, par l'abaissement du thermomètre et par la congélation de l'eau isolée au milieu de ce liquide. Il est impossible d'assigner une autre cause à cet excès de froid. Il importe peu aux chimistes de savoir d'où provient ce froid extraordinaire ; il leur suffit de constater ce fait ; mais le médecin est obligé d'en rechercher la cause, parce que le même agent qui a si fort refroidi la dissolution du sel et de la glace pilés, insinué dans le corps de l'homme, y occasionne des maladies souvent incurables et des fièvres continues.

CHAPITRE III.

De l'Érysipèle.

Le caractère de l'érysipèle est d'être essérable, c'est-à-dire, de se diviser, de s'éparpiller en éruption prurigineuse; s'il est situé à la nuque, l'éruption se répand inférieurement; s'il occupe les régions abdominales, elle monte à la poitrine et pénètre dans la tête par l'application des topiques grandiniques et calmans sur les rougeurs qui le caractérisent. Cette action des topiques sur l'érysipèle, doit faire la base d'une science positive, la *soranomie*, qui posera les principes diététiques et thérapeutiques des substances dont on ne connaît à présent les effets, qu'empiriquement.

L'épiderme, par sa transparence, laisse appercevoir la couleur rouge du derme. Lorsque les organes sont colorés en rouge par une suffusion sanguine, et qu'ils ne sont pas douloureux, ils ont acquis le type de l'érysipèle physiologique; premier degré de l'érysipèle. L'irritation du vésicatoire produit l'érysipèle du second degré, ainsi que les rubéfians et les parasites, ces derniers ne doivent pas nous occuper, leur action est connue.

Il y a quatre degrés d'érysipèles : l'érysipèle qui grandit les sensations, l'érysipèle squameux, le purulent et le gangréneux. L'érysipèle qui fortifie les sensations est le physiologique. Les trois autres degrés sont pathologiques, quoiqu'ils soient sans fièvres, tant qu'il n'ont pas leur siége sur les membranes de l'estomac, sur les organes de la respiration.

§ 1. *De l'Essère physiologique.*

L'essère physiologique est visible sur la figure par les fonctions volontaires et instinctives. Il suit la même marche que les essères pathologiques; mais il est formé et effacé subitement; au lieu que les essères pathologiques ne se dessinent que par gradation dans plus ou moins de temps, et disparaissent en neuf jours, s'il n'y a pas de suppuration.

§ 2. *Des Essères pathologiques.*

Si on applique un vésicatoire, il produit un érysipèle sur le derme, si sur cet érysipèle on étend un calmant ; lorsqu'il est situé à l'abdomen, partie de l'érysipèle se divise en essère sur la poitrine et le dos, une autre partie se transmet par essère contigu ou métastase, au cerveau, et provoque l'assoupissement et le délire.

Lorsque l'érysipèle est suppurant, la surface érysipélatée est une inflammation essérable ou erratique, et le foyer de la suppuration placé au milieu d'elle, est une inflammation fixe. Cette inflammation peut devenir phlegmoneuse par la dépravation des humeurs, par des topiques irritans, tels qu'un onguent dans lequel il entre des oxydes caustiques, ou enfin par tout autres érysipélans, même les mécaniques, tels que frottemens, percussions.

La leucé est l'extinction de l'érysipèle physiologique ; cette extinction, je ne l'ai vue générale qu'en moi. Elle rend impossible l'essérisme ; la leucé ne conduit au cerveau que la raison et des sensations pures et calmes par le flu de nerveux ou le mens. Plus la leucé est blanche, moins la raison est altérée par les passions ; au lieu que plus l'érysipèle physiologique est ardent, plus l'imagination est fougueuse.

Au chapitre suivant, on verra que les essères pathologiques et les métastases qui sont une éruption contiguë, ont des effets redoutables.

CHAPITRE IV.

De la Fièvre continue, ou Fièvre nidoreuse.

La nidorosité accompagne toujours la fièvre continue ; cette fièvre survient aux personnes d'un tempérament nidoreux, et à celles, qui, par un exercice violent ou par un mauvais régime, ont une transpiration nidoreuse. Cette transpiration précède la continue et ne disparaît qu'avec elle. Chez les individus qui n'ont pas un tempérament nidoreux, la nidorosité est moins fétide que celle de la fièvre des nidoreux. La qualification de continue exprime une fièvre sans rémission, comme elle l'est effectivement. Ce sont les deux seuls caractères essentiels de la fièvre continue.

Une jeune Dame lymphatique, à la suite d'une promenade un peu longue, sur un chemin mouillé par une pluie récente ou par la rosée, éprouvait des fortes douleurs et des lassitudes qui l'obligeaient de garder le lit. Il lui survenait une sueur qui sentait la fièvre selon son expression ; c'était l'odeur de la nidorosité caséeuse, faible, alliée au grandinique, excrétée en sueur et en transpiration, et elle était complètement remise en 24 heures. Cette Dame faisait peu d'exercice habituellement ; elle avait nécessairement les pieds en moîteur par une marche forcée pour elle. Lorsque le grandinique de la rosée ou une pluie de sa nature, avait humecté le gazon ou la terre, il s'élevait une vapeur humide, grandinique, qui se mêlait à la moîteur de cette délicate promeneuse, la refoulait dans le derme des extrémités inférieures ; le grandinique devenait la cause d'un rhumatisme aigu. La sueur nidoreuse évacuait l'humeur fébrile, avant qu'elle fût résorbée par les organes de l'érysipélation accélératrice de la circulation ; et cette

Dame était délivrée de ses douleurs rhumatismales.

On connaît que la résorption s'est faite par les organes qui concourent à la circulation, quand aux lassitudes et au mal de tête, il se joint le frisson.

J'ai une cuisinière nidoreuse ; sa nidorosité se dégage principalement des pieds qui sont continuellement en sueur, et qui exhalent un odeur de fromage fort, dit affiné. Il y a environ dix-huit mois, qu'importunée par la mauvaise odeur de la sueur de ses pieds, elle fit de fréquentes lotions d'eau froide. La sueur des pieds cessa ; mais elle fut aussitôt prise d'une fièvre continue avec nidorosité caséeuse forte, qui céda aux sueurs au bout de quinze jours.

Une femme de L'Isle (Vaucluse), revient des champs baignée de sueur et accablée de fatigue ; arrivée dans sa maison, elle tombe par terre et reste jusques à ce qu'il lui arrive du secours. Le rez-de-chaussée de sa maison était humide comme celui de toutes les maisons de L'Isle. Le grandinique du sol, pénétra par toute la surface du corps de cette femme, combiné avec la nidorosité séreuse fétide qu'elle exhalait, et elle fut atteinte d'une fièvre continue qui parcourut les phases de la putride, à laquelle elle succomba.

J'ai eu des fréquentes occasions d'observer à l'Isle chez les riverains des Sorgues, une pareille fièvre continue, occasionnée par le grandinique du serein et de la rosée qui pénètre dans leurs chambres, se mêle à leur sueur nidoreuse et la répercute, parce qu'ils laissent, pendant les nuits d'été, leurs fenêtres qui donnent sur la Sorgue, ouvertes.

Quelles que soient les fièvres, l'état fébrile dépend de l'érysipèle des organes de la digestion et de la respiration. Cet érysipèle est susceptible de parcourir les trois degrés de l'érysipélation pathologique, et s'étendre sur tous les viscères; le propre de l'érysipèle étant d'être erratique. Il s'ensuit de la mobilité de l'érysipèle, que la plupart des symptômes sont communs à plusieurs fièvres; ce caractère de l'érysipèle ne permet de distinguer la fièvre continue nidoreuse, des autres avec lesquelles on peut la confondre, que par sa cause, qui qui n'est pas cachée au physicien. Pour dégager la fièvre continue d'entre celles dues aux parasites, il s'agit non seulement de bien connaître sa cause d'invasion, mais encore la cause de chaque symptôme. On procède avec certitude, quant aux symptômes de la fièvre continue, en leur appliquant à chacun un traitement méthodique; au lieu qu'on guérit les fièvres des parasites, par les spécifiques ou poisons des pulvinaux et des vers qui les occasionnent, sans avoir égard aux symptômes.

CHAPITRE V.

Traitement de la fièvre continue.

---

§. 1.er *Diététique.*

Le symptôme constant de la fièvre continue est la lassitude; dans le jeûne et dans tous les cas où on ne prend pas une nourriture suffisante, on éprouve des lassitudes; elles ne sont symptôme de la fièvre, que parce que l'érysipèle nidoreux suspend les fonctions digestives, et donne au fiévreux une inappétence complète qui lui fait repousser les alimens solides. Lorsque les fonctions digestives sont rétablies, l'appétit revient et la nutrition guérit les lassitudes. On connaît bien les maux que l'excès de nourriture procure, et non ceux qui sont dus à une nourriture insuffisante:

cependant, souvent un individu, après avoir bien mangé, ressent des lassitudes, parce que son estomac était hors d'état de supporter les alimens solides tant à cause de leur quantité, qu'à cause de leur volume et leur nature. Cela prouve que ce n'est pas ce que nous mangeons qui nous nourrit, seulement les alimens que l'estomac digère sans grand travail. La cause de la fièvre continue existe pendant toutes ses périodes, elle frappe si désagréablement l'odorat qu'on l'a appelée fièvre putride. Le seul moyen de détruire la mauvaise odeur des exhalaisons des excrétions de la fièvre continue, est d'abreuver le malade d'acides mitigés.

Les acides conviennent aux trois degrés pathologiques de l'érysipèle. Les acides du citron, de l'orange, de la groseille, de la grenade, de l'épine-vinette, du vinaigre, calment la soif, la chaleur, fixent et circonscrivent le siége de l'érysipèle, arrêtent, empêchent même la suppuration. L'acide sulfurique, le nitrique et le chlore préviennent la gangrène et la guérissent. Pendant que le malade en use, il s'élève de sa peau une odeur acide, même sur les individus qui ont la fièvre continue; ce qui annonce que les acides détruisent la nidorosité fétide.

Une plus évidente prouve que les acides étendus d'eau, pris intérieurement, se dissipent par la transpiration, même les acides minéraux, est l'érosion des chemises, des draps de lit qui servent à ceux à qui on administre des pareils acides.

Il y a quarante ans, qu'étant médecin à l'armée du Rhin à Mayence, je fus attaqué d'un érysipèle facial qui s'étendit sur les organes de la respiration, développa la fièvre continue; une boisson copieuse de limonade sans sucre, la fit avorter. Il me survint après la disparition de cette fièvre, une tumeur si volumineuse au cou, qu'elle comblait le vide d'entre le cou et l'épaule : elle gênait la déglutition. Je continuai de boire abondamment de la limonade peu sucrée, parce que je voulais empêcher cette tumeur de suppurer. Elle resta très-douloureuse. Je sortis de Mayence le jour qu'on la cerna; j'étais en triste convalescence. Je pris la poste, je séjournai à Landau et à Strasbourg, et j'arrivai quinze jours après à Arpajon. Pendant ce voyage, j'humectai de temps en temps mon gosier avec de la limonade. Je m'étais tannifié par cette boisson, au point de n'être plus érysipélable. Car j'eus quelque raison de croire que l'acidité provenait du tannique : je tais ces raisons, elles rentrent dans la physique expérimentale. Arrivé chez moi, j'eus une défaillance; lorsque j'en fus revenu, je ne pus avaler. Le pharmacien Robert vint m'offrir ses services, je lui demandai par écrit de l'acide muriatique, je me cautérisai avec, le gosier, au moyen d'un pinceau de linge; en peu de temps je pus boire même à long trait. Je bus beaucoup de limonade et pris des alimens par gradation. Mon régime et le printemps me procurèrent une convalescence délicieuse.

Une femme aimable venait me voir régulièrement : combien ne donnerai-je pas, me disait-elle, pour avoir les mains aussi blanches que les vôtres? Il est vrai que mes mains étaient d'une blancheur extraordinaire; elles avaient l'éclat et la transparence de l'albâtre non au figuré, mais en réalité. Je voulus savoir si le derme au lieu d'être rouge était blanc. J'appliquai un vésicatoire au bras gauche, et je trouvai le derme d'un blanc de lait. Je sus alors que j'avais une leucé générale, car ma blancheur étant sans aspérités ou parasites, ne pouvait pas être la lèpre *albara alba* d'Avicène, je me portais d'ailleurs bien. Ma figure était colorée en rouge clair, mes cheveux tombèrent et repoussèrent assez promptement.

La tumeur subsistait encore, je la couvris avec une peau de lapin, le poil tourné contre la grosseur. Il me survint une abondante salivation ; les crachats que je rendais étaient très-blancs, sans goût et sans odeur ; ma tumeur diminuait beaucoup ; cependant elle ne disparut entièrement qu'au bout d'un an. Une très-abondante sueur en une seule nuit, m'enleva en grande partie ma leucé.

Il est évident que je ne dus la leucé, qu'à l'usage de la limonade long-temps prolongé, elle ne s'effaça que lorsque j'eus discontinué cette boisson, et après mon extraordinaire sueur.

L'enflure du ventre est inséparable de la fièvre continue ; c'est cette enflure, jointe à un point douloureux de l'érysipèle interne, qui a tant fait abuser de la saignée. Elle cède à des lavemens et à l'application d'une flanelle imbibée d'huile camphrée.

Les tisanes mucilagineuses, lubréfiantes, calmantes, souvent aggravent la fièvre continue, en dispersant l'érysipèle dans la poitrine et sur le cerveau, soit en essère, soit en métastase. De manière, que l'érysipèle du premier degré à l'estomac, élargi dans l'intérieur de la poitrine, y suppure; et s'il monte jusqu'au cerveau, il donne lieu au délire. On n'a pas de pareils accidens à craindre de l'infusion de camomille, de la décoction de chicorée, de la bourrache et de la racine de fraisier. Lorsque le malade aura une grande prostration de forces, on lui donnera du bouillon de poulet, d'eau de veau, à tous les périodes de la maladie.

§ 2. *De la médecine expectante et agissante.*

L'Académie de Dijon proposa dans le dernier siècle cette question; elle fut traitée par le docteur Volone, mon compatriote, d'une manière brillante : ce médecin avait été jésuite, il était habile phrasier, il opta pour la médecine expectante. Il ne doit pas y avoir de médecine expectante pour un malade qui a recours aux soins d'un médecin. Il y a seulement deux manières de le soigner, ou par la diététique, ou par la thérapeutique; la diététique n'est pas une médecine expectante, elle est souvent plus efficace que la thérapeutique;

ma longue pratique m'a convaincu que dans quelques cas, il faut s'abstenir d'administrer des médicamens; mais qu'un médecin ne peut jamais se dispenser de prescrire un régime. Voici une anecdote qui prouve que dans la péripneumonie et la fièvre continue, il faut en ordonner sobrement.

Pendant l'hiver de 1793, nous étions six médecins à Mayence, dans les hôpitaux militaires; nous étions cinq qui suivions la même pratique. Mais M. Meyrène, médecin instruit, dans le génie, étant attaché aux deux couvens de religieuses de Poissy, fut obligé de venir chercher des moyens d'existence dans l'exercice de la médecine militaire; il était de mœurs très-douces et consciencieux, peu habitüé à traiter des hommes. Il n'ordonnait aucun médicament, mais il prescrivait un régime convenable au même nombre de malades, qui s'élevait pour chacun au moins à 300. La mortalité dans ses salles était de trois à quatre de plus que dans les nôtres; comme nous avions dans une proportion assez constante 150 péripneumonies et 100 fièvres continues, il n'avait guère qu'un mort pour cent plus que nous. Ainsi, on peut conclure de ce fait, qui se renouvella plusieurs mois de suite, que le régime seul guérit et que les médicamens administrés dans la fièvre continue et la péripneumonie, n'entrent dans les cures que pour un centième. Il est bon d'observer que nous avions à traiter des hommes d'une vigueur extraordinaire, et qui ne devaient leurs maladies qu'à un froid de 22 degrés, supporté au bivouac. Dans le civil il est rare de soigner des hommes de cette trempe. Alors, la thérapeutique doit concourir au traitement un peu plus largement, sans cependant en abuser, et je crois que les moyens curatifs, que je propose, doivent suffire. Dans la fièvre continue plus que dans une autre maladie, il faut éviter le luxe des remèdes. Sachant que la fièvre continue, provenant d'un érysipèle intérieur et que tout érysipèle est essérable, on sentira qu'il y a plusieurs médicamens qui éparpillent l'érysipèle et le chassent sur les organes sains qu'ils détruisent souvent, ce que l'autopsie manifeste. Gardons-nous de l'abus des remèdes.

L'érysipèle est erratique, il s'étend indistinctement sur les surfaces saines et sur les surfaces déjà érysipélatées ; lorsque deux érysipèles sont superposés, il y a inflammation ou travail ardent de suppuration, si un troisième érysipèle errant ou portion de cet érysipèle se superposent : il y a charbon, phlegmon ou travail de la gangrène ; ces superpositions ont fréquemment lieu sur l'érysipèle interne de la fièvre continue, et corrompent, détruisent par la suppuration et la gangrène, les viscères de la poitrine qui quelquefois, communiquent leur putréfaction à ceux du bas-ventre. Les boissons, les remèdes essérans, sont les moteurs des érysipèles vagues.

§. 3. *De la Saignée.*

La saignée ne se lie avec aucun des symptômes essentiels de la fièvre continue ; en voici une preuve expérimentale : dans l'hiver de 1793, sur 300 malades au moins, que chaque médecin de l'armée du Rhin traitait, il y avait 150 péripneumonies et 100 fièvres continues ; il était rare que nous fissions plus de cinq à six saignées par mois, on n'appliquait pas une seule sangsue ; cependant nous n'avions pas plus de 15, 16 à 17 morts par mois. Ces chiffres attestent qu'on guérit plus de péripneumonies et de fièvre continues sans saignées qu'avec la saignée. Les convenances m'interdisent de mettre en parallèle, les salles où on traitait par la saignée, et avec les hôpitaux où depuis on a combattu la péripneumonie et la fièvre continue, avec les sangsues.

§. 4. *De l'Émétique.*

Le vomissement est un symptôme ordinaire du commencement de la fièvre continue, il est provoqué par les alimens indigérés des derniers repas du malade. Dès que les lassitudes se font sentir, on est certain que l'estomac, dans la fièvre, a cessé ses fonctions digestives Alors, s'il y a nausées, il convient de débarrasser l'estomac des corps étrangers qui sont devenus, pour ainsi dire, poison, quoiqu'alimens sains en santé. Toutes les fièvres commencent de même, aussi tous ceux qui en sont attaqués, trompés par ces premiers symptômes, prennent-ils ce début pour une indigestion? Beaucoup de médecins partagent cette erreur.

Sous Louis XIV, la phlegbotomie était de mode, comme les sangsues le sont encore aujourd'hui; cependant il paraît que par l'influence salutaire des savans, elle est sur son déclin. Guy-Patin tonna avec exagération contre l'antimoine : son introduction récente dans la thérapeutique, n'avait pas pu permettre de le savoir préparer convenablement et l'administrer à propos. Aujourd'hui on en a diversifié ses préparations, et on l'administre, surtout dans la péripneumonie, à large dose, avec succès, et les bons praticiens donnent l'émétique dans la fièvre continue, où il a de salutaires résultats.

Lorsque la langue, les dents, les lèvres sont sales, ainsi que les environs de la bouche, les saburres sont abondantes dans l'estomac et les intestins, on doit les évacuer. Aucun émétique ne convient mieux que le tartre stibié. parce que son action provoque, outre le vomissement, la transpiration et la sueur : l'eau émétisée débarrasse les secondes voies; il faut en continuer l'usage tant que la langue ne sera pas humectée, et restera sale. On doit être assuré de l'innocuité de l'émétique à une dose convenable, parce que les topiques irritans qu'on applique sur les brûlures, n'aggravent pas l'érysipèle, puisqu'au contraire l'application du vinaigre, de l'alcohol, de l'ammoniac et de l'encre, sur l'érysipèle de la brûlure, arrête ses progrès. Les douleurs vives, momentanées, que ces irritans occasionnent, empêchent la suppuration de l'érysipèle, le circonscrivent, l'éteignent et le guérissent en très-peu de temps.

Beaucoup de praticiens administrent l'émétique indiqué par l'ancien axiôme : *eò ducere quò natura vergit.* Cet aphorisme est généralement vrai ; cependant il n'a rien de positif, il rentre même dans les facultés occultes qu'il faut bannir de la médecine, avec moins de réserve que de toutes autres sciences, à cause de son application à la vie des hommes. Cet aphorisme est le seul fondement de ce qu'a de réel, l'homœopathie, prétendue science qui envahit l'art de guérir, parce qu'on néglige d'introduire la physique dans la médecine. Les phénomènes physiologiques qui ne peuvent s'expliquer, par le jeu anatomique des organes, rentrent dans la physique expérimentale ; même la physiologie anatomique qui suffit pour l'exercice de la chirurgie, doit s'élever à la physiologie transcendante pour pouvoir guider le médecin. L'homœopathie est la paraphrase de l'axiôme : *eò ducere quò natura vergit*, qui ne repose que sur une faculté occulte qui ne peut être invoquée, que dans quelques cas très-rares ; mais les homœopathistes avertis par leurs revers, que l'application de cette doctrine avait des suites funestes, se sont retranchés dans le *fracta dosis*, et ils en ont fait un mystère de jonglerie. Les petites doses des oxydes d'antimoine et de mercure, ont réellement un effet merveilleux, dans les cas où une dose éprouvée serait nuisible. C'est ainsi que la liqueur de Van-Swiéten, nuisible aux tumeurs scrofuleuses, à la dose de douze grains d'oxyde par litre, fond avec le temps certaines tumeurs, à la dose de deux, même d'un grain par litre. C'est encore ainsi que l'eau légèrement émétisée est salutaire dans l'ardeur de la fièvre continue, et qu'une dose ordinaire d'émétique déterminerait la gangrène, sur les viscères phlogosés par l'érysipèle aride. Dans tous les cas d'administration en *fracta dosis*, la quantité du médicament est appréciée; tandis qu'en homœopathie, la dose devient un infiniment petit, ce qui, de la part des homœopathistes, va au-delà de la chimère et arrive à la jonglerie.

§. 5. *Cordiaux.*

Dans la fièvre continue, il y a absorption du grandinique combiné à la nidorosité propre à l'individu. Le grandinique étant inséparable de la nidorosité fébrile, il doit rendre sa présence sensible dans le corps du fiévreux, après l'invasion de la fièvre, par le frisson : c'est ce qui arrive.

Si l'on parvient à dompter ce symptôme, elle peut avorter. L'infusion de petite sauge, de mélisse, ou toute autre boisson cordiale chaude procurent par fois cet avortement. Le cordial le plus propre à le déterminer, est l'émétique.

§. 6. *Des Vésicatoires.*

Lorsque l'érysipèle de l'estomac, s'est étendu jusqu'au cerveau dans la fièvre continue, le malade ressent des violens maux de tête, et tombe dans le délire. On rappelle quelquefois cet érysipèle à la nuque, par un large vésicatoire.

Lorsque l'érysipèle fébrile descend jusques à la région gastro-entérite, outre le vésicatoire de la nuque, on en doit poser un à chaque jambe. Il est prudent de faire suppurer longtemps ces vésicatoires, parce que l'érysipèle vésicant attire à lui l'érysipèle fébrile, si par des prescriptions spéciales, on détermine dans celui-ci, un essère ou une métastase curative.

§. 7. *De la réfrigération de la tête.*

L'application de la glace et d'un naphte alcoholique sur la tête, comme réfrigérans, dans les fièvres cérébrales dues à des parasites logés au cerveau, a un prompt succès ; mais il n'en est pas de même de l'érysipèle de l'estomac monté à la tête dans une fièvre continue ; il n'est déplacé que par un érysipèle intense plus large que le cerveau, formé par un épispastique auprès de la tête. Les topiques métastatiques du peuple sont susceptibles de débarrasser le cerveau ; ils calment assez souvent les violentes céphalalgies, et font cesser le délire. On ouvre, pour obtenir ce calme, un pigeon vivant, et on le met aussitôt sur le siége de la douleur : mais le plus souvent on emploie une rate chaude. Il faut bien se garder de laisser corrompre le pigeon et la rate, comme on a l'habitude de le faire, prétendant que la fétidité que le pigeon et la rate surtout exhalent, est une preuve que ces topiques ont pompé la putridité de la fièvre.

§. 8. *Des Fumets.*

Si la langue est sèche, jaune ou brune, il

faut administrer le castoréum, l'ambre, le musc, ou le camphre allié au nitre, qui agit comme les fumets pour chasser l'érysipèle de l'estomac, où il tendrait à devenir gangréneux; évènement que l'aridité de la langue présage. Les fumets détermineront la métastase de ce fâcheux érysipèle, sur la plaie d'un vésicatoire.

La fièvre puerpérale qui survient aux accouchées, est produite par la nidorosité laiteuse combinée au grandinique. Tout le monde connaît l'action des fumets et des arômes qui sont de leur nature, sur le mouvement et la consistance du lait. L'émétique, ou mieux l'ipécacuanha, sont indiqués dans cette fièvre comme dans la fièvre continue dont elle est une variété. Le petit-lait de Weisse combat avec succès, la déviation du lait inséparable de cette fièvre, et la guérit.

Le petit *lait* de Weisse est composé d'une livre de petit lait clarifié et filtré, dans lequel on fait infuser à chaud pendant une nuit, des sommités fleuries d'hypéricum, de gallium, des fleurs de sureau, des follicules de séné et du sel d'epsom.

Les aromes des fleurs d'hypéricum, de gallium et de sureau, deviennent par leur infusion dans le petit lait, un fumet qui introduit dans l'estomac, empêche le lait de monter au sein, et les follicules de séné agissant avec le sel d'epsom sur les intestins, l'évacuent.

Le rhumatisme aigu est encore une variété de la fièvre continue, produite par la combinaison de la nidorosité chyleuse avec le grandinique. Il faut calmer les douleurs, par les émulsions aromatisées avec la fleur d'oranger et une petite quantité d'amandes amères; autrement le rhumatisme aigu ne diffère en rien du rhumatisme puerpéral. Les fumets chassent les douleurs et fondent les tumeurs; leur application exige beaucoup de prudence, ils déterminent des métastases à l'estomac, à la poitrine et à la tête; il vaut mieux les attaquer dans l'estomac par les calmans, comme on le fait avec le petit lait de Weisse, pour la fièvre puerpérale.

CHAPITRE VI.

Des propriétés physiques de la nidorosité et du fumet.

Le fumet est l'effluve et le goût du bon vin,

des entrailles du gibier, des excrétions de plusieurs animaux et l'agent de la dissolution. La nidorosité est un effluve fétide qui se combine avec le grandinique, pour la formation des cristaux. Son caractère le plus frappant est d'être bruyante. La flatulence, qui est une nidorosité renfermée dans les intestins, se fait entendre en borborygme, et en s'échappant du haut et du bas par un bruit nidoreux. L'orage avec grêle, prélude par un rugissisme qui dure sans interruption tant que la grêle tombe; ce rugissisme est l'expression de la somme de nidorosité, entrée dans la cristallisation grandinique. J'ai décrit le rugissisme du grand orage de 1788 sans en connaître la cause. La physique médicale m'a dévoilé depuis, les funestes propriétés de la nidorosité; (les physiciens n'auraient pas été chercher sa propriété bruyante où je l'ai trouvée). Le grandinique agit par elle sur elle; uni à elle, il est toujours fixe, il n'y a que le fumet qui les désunisse et puisse les déplacer. Cependant le fumet n'est pas le calorique; quoi qu'il en soit, le fumet est un ferment *mentique* ou animé, et la nidorosité, un ferment putride. J'ai expérimenté dix fermens mentiques qui sont remplacés par la nidorosité, pour développer la putridité. Ces dix fermens sont la glaire, le jaune d'œuf, la caséine ou cerveau, le sperme, le thymus, le foie, la cancrine ou humeur des écrevisses, deux principes du sang, le suc de la racine de garance et le suc des feuilles du *croton tinctorium*, que j'appelle azuride : ce suc est le tourne-sol.

Ce n'est pas à tort qu'on compare la teinture du tourne-sol qui vire, par son contact avec une molécule d'acide ou d'alcali, à un être doué de vie. Les fermens mentiques, lorsqu'ils n'ont pas été coagulés ou décomposés par la putréfaction, conservent leur *mens* ou principe vital, sur lequel Gaubius et Barthès ont longuement disserté, sans avoir découvert ce qu'il était, où il était, et si réellement il existait.

Un œuf dur a perdu son principe vital ou son fumet; par cette soustraction, la nidorosité s'est développée, et a concouru avec le grandinique combiné auparavant dans l'œuf, à le durcir. La nidorosité décèle sa présence dans le blanc et le jaune coagulés, par leur odeur.

Le cheval ne digère pas ses alimens; il les

rend en crottin après en avoir extrait par la macération, les substances propres à le nourrir ; ils acquièrent dans son estomac une température qui hâte cette macération. Ils sont rejetés en crottins, composés de graines et de gemmes dans lesquels le *mens* ou principe vital est resté sans altération : ces graines et ces gemmes sont aptes à végéter, mais confondus dans les couches ils poussent en champignons, enfouis en terre ; ils ont par leur fumet fongueux, le pouvoir de préserver la vigne et le bled vert, de la gelée et de la grêle.

En 1832, les vignes d'Arpajon, dans une direction que j'indiquerai, ont été gelées et grêlées ; une seule, de la contenance d'un peu moins d'un hectare, a été intacte. Cette vigne avait été fumée avec du menu fumier de cheval, composé de crottin et de pailles courtes. Au lieu que la plupart de celles qui lui étaient attenantes, l'avaient été avec du fumier de vaches, d'immondices qui dégageaient des nidorosités propres à soutirer le grandinique, pendant que le fumet du crottin de la vigne préservée, le répercutait. On sait que les vins ont un goût de terroir ; il leur est communiqué par l'humus, même par les pierres qui sont mêlées à la terre dans laquelle la vigne se nourrit; le fumet a aussi le goût de l'arome des plantes bulbeuses, telles que l'aristoloche, quand elle s'est multipliée dans une vigne. Si on fume une vigne avec de la gadoue, ce n'est plus un fumet qu'on trouve dans le vin qui y est récolté, il est remplacé par une saveur nidoreuse de gadoue.

La séve procure nécessairement le fumet au vin; si la séve de la vigne transmet le fumet, il doit s'en dissiper par la transpiration insensible du bois et des pampres; lorsqu'elle aura été fumée avec du crottin, elle répandra à son entour et au-dessus d'elle, le fumet fongueux qui atteindra le grandinique de la gelée blanche et de la grêle, en l'air, et le dissipera. Il suffit que la grêle soit fondue en partie, pour qu'elle ne puisse plus nuire, car la grêle qui tombe avec de l'eau, ne fait jamais de dégât.

Les vignes grêlées et gelées en 1832, à Arpajon, furent celles situées sur la direction d'Arpajon à Bruyères, par Olainville. Elles ne le furent pas complètement, le bois et la bourre furent épargnés, les seuls bourgeons précoces furent desséchés. Les vignes qui ont été gelées sans avoir été trop maltraitées par la grêle, donnèrent encore un tiers de récolte.

Il y a des nidorosités nébuleuses qui proviennent des animaux, des végétaux corrompus et moisis, et des nidorosités brumeuses qui sont vomies par les volcans ; ces nuages puans s'incorporent aux nuages aqueux ; pendant les orages, les vapeurs aqueuses sont cristallisées en grêle par le grandinique des régions supérieures, combiné avec la nidorosité volcanique, ou celle qui s'est élevée de la putréfaction des matières organiques. L'éruption du Vésuve, en 1782 et 1783 répandit, dans toute l'Europe, une brume fétide ou nidorosité volcanique, qui s'interposa entre les nuages, les rendit orageux : aussi, aucun mois de l'année 1783 ne se passa pas sans orage plus ou moins désastreux.

Cette révolution météorologique qui frappa les personnes les plus étrangères à la physique, se renouvelle presque chaque année, d'une manière à n'être pas aperçue par le peuple. Les nuages noirs, sombres et puans, sont des nuages nidoreux, susceptibles d'avoir leur vapeur aqueuse cristallisée en grêle par le grandinique qui occupe toujours pur, les hautes régions ; la nidorosité propre du nuage puant, employée dans ce travail, rugit tant qu'il dure.

Il arrive souvent qu'une commune, située entre deux communes grêlées, est préservée; il faut bien qu'il se soit trouvé dans la commune favorisée, un agent qui ait mis en fusion la grêle? Ce qu'il y a encore de plus extraordinaire, c'est un territoire ravagé par la grêle, tandis qu'une pièce de terre, plus ou moins grande, n'en éprouve aucun dommage. Cette pièce de terre a été préservée, parce qu'elle recélait le fumet liquéfiant de la grêle; ce fumet provenait du fumier de cheval ou de l'arôme des plantes; il est indubitable qu'il existe un agent volatil invisible qui chasse en l'air, le grandinique de cristallisation de la grêle. Cet agent est le fumet, il chasse le grandinique logé dans l'homme, quoiqu'il y adhère avec force, il doit le chasser à plus forte raison, de la grêle dans laquelle il est très-fugace.

L'action du fumet est évidente, dans le céleri appliqué sur le sein d'une femme, dans lequel le lait est grumelé; l'arôme de cette plante va à travers le derme et les tuniques des glandes, liquéfier les grumeaux laiteux formés par un coup d'air, c'est-à-dire, par le grandinique. L'eau, avec laquelle on a lavé du persil, empreinte de son arôme, fait casser les verres que l'on rince avec cette eau. Les femelles en chaleur, répandent un fumet qui agit sur les mâles, de manière à les agiter avec violence et long-temps. Le fumet anime et guide les chiens de chasse. Le fumet possède une puissance qui n'a pas encore été calculée, elle triomphe de la nidorosité grandinique de la cristallisation.

Les éclats de tonnerre, les détonnations des fulminans, l'explosion de la poudre, de l'hydrogène mêlé à l'oxigène, et les échos, sont des résonnances de la nidorosité; elle est un vrai échophore; la nidorosité de cohésion se fait entendre et sentir dans les métaux, par leur tintement et par leur odeur. Le phlogistique est cette nidorosité devinée par les créateurs de la chimie moderne.

Il y a des brumes de fumet pour contrebalancer les brouillards nidoreux. Je pense que les brumes de dégel, sont des vapeurs thémentiques qui résistent à la force cristallisante de la nidorosité, et la détruisent en fondant la neige et la glace.

CHAPITRE VII.

Du Tétanos critique, nommé Fièvre maligne.

Le causus, qu'on range parmi les fièvres continues malignes, est évidemment dû à des parasites, d'après même la description qu'Arétée nous en donne. La langue est brûlée, dit-il ; les lèvres et la peau sont âpres et sèches. Les aspérités de la peau manifestent un être végétant sur l'épiderme. La peste, les fièvres pétéchiales, pourprées, miliaires ; les typhus, la petite-vérole, la rougeole, quoique qualifiées de fièvres malignes, sont des fièvres produites par des parasites bien caractérisés. La vraie fièvre maligne n'est pas une fièvre, elle manque de l'érysipèle, car il n'y a pas augmentation de mouvement dans la circulation : j'appelle cette maladie tétanos critique ; elle est due à l'absorption du grandinique combiné avec une nidorosité nerveuse. Les médecins n'ayant aucun moyen de combattre cette prétendue fièvre, ni de la faire dévier de la marche hippocratique, convaincus qu'elle n'était jamais modifiée par la puissance de l'art ; se sont uniquement attachés à en décrire les phases et à les prédire ; de sorte que le médecin appelé à la soigner, ne remplit que les fonctions de devin. Cette maladie est fatale le quatrième jour, le sept, le onze, le quatorze, le dix-sept et le vingt-unième. Elle l'a été le premier jour, pour le garde-moulin ; car son tétanos était le critique qui, par l'intensité de la nidorosité et du grandinique, a tranché la vie de cet homme, en peu d'heures, ce qu'Hippocrate n'avait pas observé, ou du moins il ne l'a pas noté.

J'ai traité deux sœurs attaquées en même temps de cette maladie ; leur âge ne différait que d'un an ; elles avaient de dix-huit à vingt ans ; elles couchaient avant leur maladie, dans une espèce de cellier. Je leur fis subir le même traitement, qui avait pour but la perturbation. La maladie parcourut ses périodes chez l'une et l'autre de ces deux sœurs, sans que les bains froids, les irritans aient pu les entraver. L'une mourut vers le déclin de la maladie, et l'autre entra en convalescence vers le soixantième jour. Celle-ci était, et elle est épileptique ; elle a à présent environ 59 ans.

Etant médecin à l'armée du Rhin, j'avais mes malades dans une salle du palais de l'électeur de Mayence. On avait tenu dans cette vaste salle, le congrès qui décida de faire la guerre à la France ; elle était entourée de colonnes, ce qui donnait deux mètres de profondeur aux embrâsures des fenêtres. Son enceinte contenait au moins 300 malades ; dans ce nombre il y avait le soldat Marion, atteint du tétanos critique. Je le tenajs à une diète sévère. A raison de son délire et de l'idée de contagion qu'on attache à cette maladie, je le laissai seul dans son lit. Par le revirement du matériel de la salle, Marion fut contre une fenêtre ; on déposa devant son lit, une grande table qui le cachait totalement, de manière qu'en faisant ma visite, je passais outre. Comme il n'était plus porté sur les registres de visite, il n'avait plus part à la distribution. Ma salle étant encombrée et craignant l'infection, je fis abattre plusieurs lits, le neuvième jour depuis que Marion subissait une diète absolue, et il fut remis en rang. Je trouvai son pouls faible et régulier ; c'était alors le cinquantième jour de sa maladie ; il était dans le marasme et rabougri, il ne parlait qu'avec peine. Je le mis au bouillon, et par un régime graduel il recouvra ses forces. Quelque temps après sa sortie de l'hôpital, je me promenais dans le parc d'artillerie ; un grand et fort jeune homme m'aborde et me fait des remerciemens, pour les soins que je lui avais donnés. Je lui demandai qui il était ; il me répondit : Marion. Je fus surpris de son embonpoint et de sa stature.

J'ai rapporté cette observation pour montrer que le meilleur traitement de la prétendue fièvre maligne, est la diète absolue, parce que l'abstinence conduit au marasme, et pour arriver au marasme, il faut que la transpiration insensible dissipe la propre substance du malade, ce qui ne peut se faire, sans que le grandinique combiné dans ses organes pour causer le tétanos critique, ne se dissipe aussi.

D'après ce moyen, qui est extrême, je ne crois pas qu'il y en ait de plus efficaces, que les arômes qui participent des propriétés du fumet ; en voici la preuve : Il y a quelques années que Ravet, ouvrier maréchal, travaillant à Sèvres, fit la gageure de faire quatre lieues en une heure. Arrivé au but il tomba, et resta étendu sur la terre jusques à ce qu'on vint le relever, et le transporter à Sèvres. Ses parens, qui étaient à Arpajon, le voiturèrent jusqu'à l'Hôtel-Dieu de cette ville. Je le trouvai ayant le corps, les membres, la mâchoire immobiles, le pouls ralenti. Je caractérisai cet état de tétanos cadavéreux. Il était aussi inflexible qu'une planche; on aurait pu le porter par les jambes comme une statue. Je lui fis administrer trois fumigations par jour, avec la vapeur d'une eau chaude dans laquelle infusait de la fleur de sureau. Le traitement dura quinze jours; il commença à entr'ouvrir la mâchoire le quatrième, de deux à trois lignes, et à prendre un peu de liquide. Au bout de quinze jours, il l'ouvrit d'un pouce, mais il ne parla pas encore distinctement : cependant il marchait, se servait de ses mains, et mangeait des alimens solides.

J'attribue ce tétanos à la fraîcheur grandinique de la terre sur laquelle Ravet tomba, qui se combina dans le corps, les extrémités et la mâchoire, avec la nidorosité sugillateuse provenant de l'extravasation de l'humeur sébacée.

Le tétanos critique devient heureusement rare, surtout à Arpajon, ce qui ne m'a pas mis à même de réitérer mes moyens de curation.

Le tétanos fétural a fait périr un soldat du 40.me, de la mort duquel j'ai fait le rapport en justice le 30 janvier 1833. Arrivé le 29 à Arpajon, il fut trouvé sans vie le 30 au matin. Ce soldat devait être parti à deux heures après-midi de Paris. Le temps était couvert, l'air était humide, et le chemin très-fangeux; il était enveloppé d'une vapeur froide; il marchait dans une boue grandinique avec vitesse, car il fit le chemin de Paris à Arpajon, en moins de quatre heures. La chaleur, qu'une marche accélérée lui procura, exalta la nidorosité méconieuse qui contribua pendant la nuit à le tétaniser. Son cadavre, qui conserva long-temps après la cessation de la circulation cordiale et de la respiration, une forte chaleur, était exactement ployé en fœtus, d'une telle force, qu'on ne pouvait étendre ses membres; son bras gauche, qui appuyait le poing contre la mâchoire et insinuait un doigt dans la narine gauche, fut avec beaucoup de peine, mis sur le côté. Quelques heures après, nous le trouvâmes dans la même position. Je me persuadai que si j'avais pu administrer à temps, des fumigations convenables, j'aurais guéri ce tétanos. La contraction avait ouvert l'anus duquel il sortait une nidorosité méconieuse insupportable.

Les tétanos traumatiques dépendent de la nidorosité du pus, et des humeurs sugillateuses des meurtrissures et des déchirures.

La différence des maladies fébriles aux maladies tétaniques, est, dans l'accélération du pouls, le signe constant de la fièvre qui manque dans le tétanos. Dans la fièvre, *calentura* des Espagnols, la chaleur étant produite par l'érysipèle interne, est plus intense à son foyer qu'à la peau ; au lieu que dans le tétanos, les viscères ont une température plus froide que le derme ; il y a même une diminution intérieurement de la chaleur normale. Le soldat mort du tétanos fétural avait le poumon flétri, gorgé à droite d'un sang noir coagulé. Un pareil sang se trouvait dans l'oreillette droite du cœur, et l'autre était vide, au lieu que la surface du corps était d'un rouge vermeil, provenant de la suffusion d'un sang artériel qui ne cessa, que dix à douze heures après l'extinction de la respiration et de la circulation cordiale, quoiqu'il ne fût enveloppé que d'un drap de lit fin, et exposé au courant d'air d'un passage. La suffusion entretenait à la peau une forte chaleur, surtout à la région de l'estomac. Il y a lieu de croire même, que le sang artériel de cette suffusion, était coloré et réchauffé dans les vaisseaux capillaires du derme, par l'absorption de l'oxygène ; il s'opérait une vraie respiration cutanée, à ce qu'il m'a paru. Le rouge de la pudeur, est la suffusion spontanée d'un sang vermeil, coloré dans les capillaires de la face par les miasmes rouges du chromaphore.

CHAPITRE VIII.

De la Chimiatrie.

ADDITION.

La chimiatrie diffère de la physique médicale, en ce que la chimiatrie n'opère que par analyse et la physique médicale par synthèse ; c'est relativement à la manière d'opérer des physiciens médecins et des chimiatres, que les anciens ont consacré la médecine à Apollon, dieu de la lumière, et l'art de l'analyse chimique à Hermès, dieu du feu.

Les organes ne peuvent être analysés vivans ; les chimiatres n'ont aucun moyen de les soumettre à leur investigation ; mais les produits de la maladie, comme les élaborations des organes vivans, lorsqu'ils sont séparés du corps, sont analysables, les organes ne le sont qu'après la mort. La fièvre continue étant érysipélateuse, et l'érysipèle, même interne, n'étant mortel que par un mauvais régime et un traitement contraire, ou par des accidens qui font passer l'érysipèle de son degré de phlogose, au degré de suppuration et au degré de gangrène. Ces deux degrés d'érysipélation détruisant les organes, les autopsies et les analyses chimiques donneront les mêmes résultats, de quelles fièvres que les matières analysées chimiquement, proviennent.

On a observé à l'Académie des sciences qu'un concurrent, et je pense que c'est moi, avait dévoilé par l'autopsie, le caractère du tétanos. Il n'y a pas parité entre le tétanos dans lequel les organes restent intègres après la mort, et ceux des fièvres, même de la continue, quoique causée, comme le tétanos, par le grandinique nidorosé. Dans la fièvre continue, le grandinique est allié à la nidorosité qui érysipèle les membranes, au lieu que dans le tétanos, la nidorosité grandinisée durcit les muscles et fixe les nerfs. Dans les cadavres des fiévreux, les dégradations des organes qui ont occasionné la mort, continuent après le décès jusqu'à leur décomposition totale; de même le cadavre du tétanique conserve la tension et la raideur qui a produit la mort.

La chimie a enrichi la médecine des remèdes les plus énergiques, des oxydes, et des spécifiques qui sont confondus dans les organes des végétaux et des animaux. Les chimistes français, entre autres, ont porté l'analyse à un degré de perfection au-dessus de la prévision ; cependant leurs belles et nombreuses découvertes, quoique fournissant aux arts industriels, beaucoup de précieux procédés, et à la médecine, des médicamens très-efficaces, n'ont aucuns liens directs avec la pathologie ; parce que l'analyse chimique opère sur la nature morte, et ne peut s'unir à la nature vivante que par la soranomie ; science inconnue, dont l'essération est la base : pour la créer, il faudra essayer les calmans, les irritans d'abord sur l'érysipèle morbifique et sur l'érysipèle artificiel déterminé par les épispastiques ; on sera étonné de voir la guimauve, les mucilagineux, le froid, avoir la même propriété métastatique que la morphine et les autres narcotiques, seulement moins énergique ; on apprendra par la soranomie qu'en irritant une surface érysipélatée, on aggrave la phlogose, et en la calmant, on transporte l'érysipèle sur un organe donné. On aura une thérapeutique positive, sur les phlogoses qui sont le symptôme pathognomonique de toutes les fièvres, de la plus grande partie des tumeurs, de toutes les éruptions aiguës et de toutes les plaies.

Une fièvre continue qui n'a pas dégénéré de son type normal, n'a pas besoin de beaucoup de remèdes; tandis que celle qui a été mal attaquée, est très-difficile à guérir, si la nature, c'est-à-dire les forces vitales du malade, ne favorisent pas le médecin.

—

DEUXIÈME PARTIE.

ÉLECTRICITÉ ASTRALE, OU ÉLECTRICITÉ VITALE.

Conseils aux Étudians en Physique médicale.

Les questions du plein et du vide, de l'impénétrabilité et surtout des atômes, ne doivent pas occuper les médecins. Les premières sont oiseuses ; quant aux atômes, depuis Asclépiade jusqu'à Boërhaave, les méthodiques ont cru être des médecins physiciens, parce qu'ils expliquaient tous les phénomènes par l'arrangement et la forme des atômes, ou par la métasyncrise. Quoique beaucoup d'entre eux possédassent les connaissances de leur siècle, ils n'ont élevé aucune partie de la médecine au niveau de la physique ; ils ne sont parvenus qu'à former une secte des médecins-mécaniciens, de laquelle on ne tardera pas à répudier ce qui reste de leur fausse doctrine. La métasyncrise est le pur matérialisme d'Epicure, et le cycle métasyncritique, une fameuse chimère des médecins méthodiques.

CHAPITRE Ier.

De l'æther ou spéculaire passif.

Notre terre réunit trois substances, la matérielle, la manique et l'astrique. De la consistance de ces trois substances dépendent les lois de l'équilibre. La substance matérielle a la consistance solide, liquide, vaporeuse et gazeuse. Les mans sont volatils, précipitables par les vapeurs humides, solidifians, liquéfians, odorans, combustibles, colorés, lumineux, bruyans. D'après la variété de leurs propriétés, les mans s'adaptent à chaque sens, pour développer les sensations que son organisation comporte : les mans chromatiques manifestent les couleurs à l'organe de la vue; les mans acoustiques manifestent les sons à l'organe de l'ouïe, les mans olfactifs manifestent les odeurs à l'organe de l'odorat; les mans sapides procurent les saveurs à l'organe du goût. Les mans chromatiques sont le rouge, l'orangé, le jaune, le vert, le bleu, l'azur et le violet; les mans sapides sont le mellique et le tannique, divisés en rayons par le chromascope ou le prisme de cristal. Les mans acoustiques sont les nidorosités, et les mans olfactifs sont les nidorosités et les fumets.

Il y a deux astriques qui établissent une communication entre le soleil, la terre et la lune; le grandinique et le spéculaire. Là où ils sont purs, ils sont passifs; lorsque la nidorosité pénètre dans le grandinique et le fumet dans le spéculaire, ils deviennent actifs. Le mélange de la nidorosité résineuse dans le grandinique est l'électricité résineuse ou nidoreuse, et le mélange du spéculaire avec le fumet vitré, est l'électricité vitrée ou mentique. Le spéculaire active le calorique où il le rencontre, et le calorique en action meut tout ce qui est dans sa sphère d'activité. Le tact constate les propriétés matérielles; mais le sens rational va les enregistrer au cerveau; ce sens occupe toute la surface de l'homme; il est impressionné par les narcotiques et les irritans, au moyen de l'appareil électrique tégumentaire.

Le chromaphore ou oxygène est divisé à la clarté du jour et des lampes par le prisme. L'oxygène existe en forte proportion dans l'air atmosphérique; c'est l'*aer* des Latins et des Grecs : ces derniers ont emprunté ce mot des Hébreux, lesquels le tiennent de leurs maîtres, les Égyptiens, pour exprimer la lumière. Les prêtres d'Osiris, qui avaient de précieuses connaissances en météorologie, ont dû appeler la lumière *aer*, parce qu'ils savaient, je pense, que la clarté du jour était produite par l'action du spéculaire sur l'air. Leurs obélisques attestent qu'ils adoraient le soleil, que leur religion était toute positive, et qu'elle était fondée sur l'astronomie et la météorologie. Chaque obélisque représentait un rayon du soleil. Les érudits assuraient, il y a deux ou trois cents ans, que « les obélisques étaient comme autant » de rayons du soleil, cette grande divinité » que les Égyptiens adoraient aussi sous le nom » d'Osiris et dans lequel il faisaient habiter les » êtres, les génies et les âmes de l'univers. » Ceux qui ont fouillé bien plus avant dans ces » recherches, ont fort bien prouvé que c'était » des livres ouverts qui exposaient aux yeux du » public les mystères de la théologie, de l'astrologie, de la métaphysique, de la magie, » et de toutes les sciences que les Égyptiens » cultivaient. A la vérité, le commun peuple » n'était pas capable de pénétrer dans les labyrinthes de ces oracles; mais alors, comme » aujourd'hui, il se repaissait d'ombres et d'obscurités. »

C'est mal à propos que les alchimistes appellaient æther, les naphtes alcooliques; car c'est un barbarisme de désigner des préparations liquides, par un mot purement grec, qui exprime un agent naturel non-gravitant, qui remplit tous les espaces : par conséquent sans aucun espèce de rapport avec ces produits de l'art.

La terre, en tournant, est continuellement électrisée dans l'æther. L'électrisation est résineuse aux pôles par le frottement des glaces dans l'æther; elle est résineuse là où il fait nuit; parce que cette partie de la terre privée par les ténèbres du spéculaire actif, est enveloppée de serein ou de grandinique actif. Le spéculaire actif est un cône qui a sa base au soleil, et dont le sommet comprend tout l'hémisphère terrestre éclairé; ce cône est divisible en rayons blancs et quelquefois gris. Aristote entendait par æther, une matière æthérée, un feu répandu dans l'air. Descartes appellait l'æther, *matiere subtile*, il la composait de globules durs et invisibles dont il remplissait tout l'univers. Newton avait pour æther un fluide actif très-subtil, s'étendant par son élasticité dans les cieux, sur la terre, où il pénétrait sans obstacle les pores de tous les corps; opinion qui s'est perpétuée jusqu'à ce jour.

L'æther est une substance qui occupe le ciel, enveloppe les astres, s'étend sur leurs surfaces et remplit leurs cavités; c'est, en un mot, l'astrique universel dans lequel les astres roulent sans cesse.

Le disque du soleil est indubitablement d'un bleu pur, quoiqu'il soit en apparence d'un vert céladon. Cette teinte provient de la flamme jaune-doré de l'aurore, qui est continuellement au haut de l'atmosphère. Si nous observons notre aurore (*prima lux*), nous apercevons par intervalle du vert céladon entre les nuages; ainsi cette nuance n'est pas inhérente au soleil, car alors elle est le mélange du jaune doré de l'aurore, avec le bleu solaire qui occupe tout notre système planétaire. Les rayons du spéculaire actif sont gris en sortant d'un prisme, parce que le bleu de l'æther est confondu dans les vapeurs aériennes; mais souvent ils sont d'un blanc pur entre la terre et les nuages. Que le spéculaire actif soit intègre ou divisé en rayons gris et blancs, il illumine l'atmosphère, en allumant le pyrophore du chromaphore ou de l'oxygène. Les rayons du spéculaire actif concentrent, par les loupes, une fraction du chromaphore, et cette fraction du chromaphore concentrée, devient un pyrophore ardent qui embrasse, fond, vitrifie les corps solides; effets qui démontrent que la lumière du jour est une légère flamme pyrophorique. L'atmosphère gazeuse ou pondérable contenant seule le chromaphore, au-delà d'elle il n'y a plus de lumière pyrophorique terrestre ; on voit l'æther bleu de l'atmosphère solaire où se termine son alliage avec l'atmosphère terrestre. La lune dont l'atmosphère est enflammée par le spéculaire devenu actif sur elle, et le soleil, sont les seuls astres qui nous soient visibles à la lumière du jour. Pendant la nuit les autres planètes nous sont visibles comme la lune, par la combustion du pyrophore de leur hémisphère en face du soleil, ce qui est rendu évident par leurs phases analogues à celles de la lune et de la terre. Les étoiles sont, d'après les plus savans astronomes, des astres placés au centre d'une vaste atmosphère æthérée semblable à celle du soleil, par laquelle nous vivons, qui est probablement spéculaire et contiguë à celle de notre soleil et des autres; c'est indubitablement dans leurs spéculaires que nous les voyons. Le spéculaire devient actif par la confliction de l'atmosphère de la terre contre celle du soleil; cette confliction a lieu sur l'hémisphère successivement en face du soleil, mais elle est nulle ou faible aux pôles. La confliction s'exécute à la région où finit l'atmosphère gazeuse, et où commence la région bleue.

CHAPITRE II.

Dec Élémens de la vie.

Les couleurs chromaphoriques sont bien des matériaux de la vie ; mais ce ne sont pas elles qui animent l'animal. Elles sont réunies au spéculaire passif pour constituer l'oxygène ou chromaphore. Dans l'acte de la respiration et par la combustion du carbone, le chromaphore se confond dans l'acide carbonique, et le spéculaire de passif devenant actif par l'action des poumons, est alors le principe animant. Les fonctions de l'appareil respiratoire sont d'entretenir en permanence ce principe actif dans toutes les parties du corps, car l'oxygène abandonne ses substances pondérables à l'acide carbonique sans en transmettre aucunes au poumon, et cependant l'animal a la conscience de son existence tant qu'il respire, tandis qu'il cesse de l'avoir quand il cesse de respirer l'oxygène. Il y a donc dans l'oxygène un principe animant qui est d'un ordre supérieur aux mans constitués en oxygène ; puisqu'aucun d'eux n'est transmis à l'animal par la respiration pulmonaire, il faut que ce soit nécessairement, le spéculaire solaire que l'acte de la respiration dépouille de tous les mans, qui soit le principe *intuent* ou l'élément de la vie. Il est distribué à l'animal, lorsqu'il est dépouillé des mans par le nerf æthérien, appelé aujourd'hui pneumo-gastrique, la section duquel tranche le fil de la vie intuente. Le nerf vague ou æthérien n'a pas d'usage connu ; on s'est assuré qu'il est indispensable à la vie ; qu'il ne peut la puiser que dans les bronches où il se ramifie, en pénétrant leur tissu d'où il la distribue aux viscères et même au derme. Le but de la nature, dans l'acte de la respiration, est de débarrasser le spéculaire des élémens de l'oxygène.

On croit que la respiration colore le sang dans le poumon. Cette opinion ne repose sur aucun fait direct. J'observerai que le sang arrive, séjourne dans le poumon, et en part parfaitement coloré ; que la figure se colore par la pudeur, par la honte, sans la participation de la circulation cordiale, ce qui dénote que la coloration du sang a lieu hors des poumons. Les chloroses, les ictériques respirent librement ; cependant leur sang participe de la couleur de leur peau au lieu d'être vermeil. Le sang se forme dans l'œuf avant que le poumon soit apparent. Il est certain que le sang n'y est pas coloré dans le poumon. D'après l'hématose qui s'opère dans les œufs, la respiration sert donc à entretenir sans interruption, la communication de l'animal avec le principe intuent solaire. La coloration des récrémens des animaux et des végétaux, a primitivement lieu, à la surface de leurs organes extérieurs ou par leur entremise. Il retourne peu de sang au cœur de celui que les artères poussent dans les glandes ; elles en consomment une grande portion pour leur nourriture, pour la formation des récrémens qu'elles élaborent, des excrétions qu'elles expulsent, de sorte que, du sang distribué par les artères, il n'en retourne évidemment au cœur qu'une petite quantité, si toutefois il en retourne. Il doit s'en former hors du cœur, pour en réparer la grande consommation qu'en exigent la nutrition et la formation des récrémens.

Les anciens ne connaissant pas la composition de l'air atmosphérique par analyse, n'ont pu découvrir l'oxydation du récrément du sang. Cependant l'usage des artères et la nature du sang qu'elles distribuent aux glandes, les ont surtout beaucoup préoccupés. Ils les ont tellement bien étudiés, qu'ils se sont persuadés que l'air entrait en très-grande proportion, dans la composition du sang artériel, puisque le mot *artère* signifie vaisseau aérien. Erasistrate et ses nombreux sectateurs faisaient passer l'air du poumon aux artères, à-peu-près comme les physiologistes nos contemporains; mais Hippocrate croyait que les artères puisaient le sang tout coloré, dans le derme; je suis de son opinion.

J'ai pu observer la coloration en rouge du récrément fauve des cellules dermales, chez le soldat mort de tétanos fétural. Le sang ne pouvait être aspiré ni par les veines, ni distribué par les artères. Le tétanos fétural ayant arrêté la respiration de ce soldat, il a été asphyxié Cette hématose s'est opérée de proche en proche pendant dix à douze heures, depuis la poitrine jusques sur le reste du corps. Pendant la durée de cette hématose cellulaire, la région du foie conserva une chaleur qui était d'abord bien intense, et qui a décru jusques au moment, que l'autorité judiciaire a requis l'autopsie. L'hématose dermale de l'homme change le récrément fauve en sang; l'incubation change par le calorique, le fauve de l'œuf en sang. Le fauve de la garnace, le fauve de l'écrevisse sont aussi rubéfiés par le calorique : on ne peut douter que le récrément propre à former du sang ne soit fauve; les vessies que les vésicatoires élèvent sur la peau, sont pleines de ce récrément qu'on qualifie de sérosité jaune.

Chaque animal exhale un fumet qui est particulier à tous les individus de son espèce; chaque organe a son fumet propre, mais qui participe du caractère de l'espèce de l'animal. Le fumet est l'agent de l'instinct et de la raison; il est en un mot l'âme des brutes et l'âme de l'être raisonnable. Les brutes diffèrent de l'homme, parce qu'ils n'ont pas un sens rational, et qu'ils ont des fumets spéciaux qui ne les rendent susceptibles que d'une intelligence bornée.

Le spéculaire æthéré est un miroir qui nous fait voir les objets matériels extérieurs, par l'organe de la vue. Le spéculaire par le fumet humain ou l'âme dévoile au cerveau, les idées comme il peint les objets dans l'œil. Le mot imagination, annonce qu'on a pressenti depuis long-temps, qu'il y avait en nous une substance qui nous faisait voir ou concevoir les événemens, les phénomènes. Cette vision s'opère par le fumet rational ou l'âme, impressionnée par le spéculaire qui pénètre sans interruption dans le poumon, où il met le nerf pneumogastrique, en action par le fumet pulmonaire et le fumet dermal ou æthérien, pour entretenir la vie, et conduire les images intellectuelles au cerveau.

L'albique solaire se comporte avec les fumets comme avec les rayons de lumière. Le grandinique a une action analogue sur les nidorosités.

Les odeurs sont ou résineuses ou vitrées. Les nidoreuses sont activées par le grandinique, et les odeurs vitrées sont exaltées par le spéculaire solaire. Il agit sur elles, et les rayonne comme l'albique solaire rayonne le chromaphore.

Il y a des odeurs désagréables qui sont de vrais fumets, et des odeurs qui plaisent, quoiqu'elles soient nidoreuses, en égard à leur accouplement avec le grandinique.

Les nidorosités accouplées avec le grandinique sont les mans sonores ; les fumets accouplés au spéculaire solaire, sont le principe de vie, les mans des sensations qui ont en un mot les attributs assignés à l'âme.

Dans presque toutes les anciennes religions, les parfums qu'on répandait dans les temples, étaient réputés la Divinité même qu'on y adorait. Les Grecs connaissaient assez la nature pour ne pas croire à une absurdité : ils savaient par les sciences qu'ils avaient apprises des Égyptiens, que l'âme était un parfum ou un fumet. Les Égyptiens enseignaient aussi que les âmes étaient logées dans le soleil (1). Il y a des fumets qui, en s'unissant au fumet intuent ou à l'âme, développent des idées et avivent les pensées. Il y a des fumets thérapeutiques qui régénèrent les fumets spéciaux

---

(1) L'âme émane du soleil. Ma démonstration confirme leur découverte sur la nature de l'âme. Tout ce qui a une action sur la matière a une consistance ; il n'y a que le néant sans consistance : mais comme l'âme exerce des fonctions qui exigent une force supérieure aux forces mécaniques, elle ne peut être qu'un man, car les mans seuls peuvent triompher des forces mécaniques.

des organes, et en rétablissent les fonctions. Les fumets qui corroborent l'intelligence, sont des analeptiques, tels que les vins, les thés, les cafés, etc. Les fumets thérapeutiques sont les stomachiques, les carminatifs, les anti-spasmodiques, les anti-scorbutiques.

Ce qu'on appelle Sympathie est l'action subite des mans odorans ; elle doit être attribuée à la communication insolite, des fumets ou des nidorosités viscéraux entre eux.

Le fumet intuent meurt-il? Tous les fumets paraissent indestructibles ; mais ils sont déplaçables.

La junctité électrique et la polarité sont toujours déterminées par un mouvement. Le mouvement est produit par la tendance à l'équilibre ; l'équilibre est rompu par l'æther et par le calorique ; l'un est la vie universelle, et l'autre est indispensable à l'entretien de la vie individuelle (1).

---

(1) Les fumets dans la fécondation ont une action aussi merveilleuse que sur les organes de la pensée, pour produire les sensations et les montrer au cerveau ou à la vue intellectuelle. Le pollen du chanvre effleure plusieurs fleurs sans les féconder : cependant quelquefois le pollen

Il y a six espèces de vie : la vie universelle ou æthérienne, la vie latente ou germinale,

---

d'une variété dégradée féconde, en l'altérant, le fruit d'une espèce précieuse : dans ce cas, le pollen est impressionné et produit par le fumet, analogue de cette espèce. Les laites éjaculées dans un vivier où vivent pêle-mêle des carpes, des brochets, des tanches, ne fécondent que les œufs de l'espèce du mâle qui l'éjacule, par la sollicitation, pour ainsi dire, du fumet copulatif des carpes, des brochets, des tanches femelles.

Nous sommes formés entre l'urine et les excrémens ; la nature n'a pas placé la matrice dans le milieu des nidorosités excrémentitielles, sans but. L'incubation des œufs des oiseaux nous apprendra pourquoi, l'embryon des mammaires se trouve en cet endroit. Le calorique détermine d'abord dans l'œuf en incubation, une transpiration qui fait un vide dans la coquille ; ce vide est aussitôt occupé par l'oxygène, forcé de s'y introduire par le poids de l'atmosphère. Le gaz entré dans l'œuf abandonne ses couleurs à la glaire, et le spéculaire solaire a pu animer l'embryon ; dès-lors la vie animale commence, et l'organisation putripare s'exécute, par l'action de la nidorosité vitelleuse que la putréfaction vitale ou la putriparité développe. Il n'en est pas ainsi pour les œufs adhérens des mammaires ; la mère transmet à l'embryon, par le placenta, le spéculaire, et les deux foyers des excrémens fournissent les nidorosités par les trompes de Fallope, nécessaires pour la formation des solides.

la vie pulvinale, la vie végétale, la vie animale et la vie rationale.

CHAPITRE III.

De la double Ternarité électrique.

Descartes a compris qu'il fallait faire entrer la médecine dans la physique expérimentale, et il a posé quelques principes de physique médicale qui méritent d'être approfondis : il assure, par exemple, que les chats et les animaux nyctalopes ont dans leurs yeux, une matière lumineuse qui les dispense de la clarté du jour pour y voir; il place le siége de l'âme dans la glande pinéale. Il est hors de doute que cette glande concourt aux fonctions des sens internes. Relativement à la vision, les anciens allaient plus loin que lui; non seulement ils croyaient que les yeux des nyctalopes renfermaient une lumière, mais que les yeux de tous les animaux, soit nyctalopes, soit héméralopes, en étaient pourvus, et que sans elle ils ne verraient pas; je pense aussi que sans lumière latente dans l'œil, le spéculaire ne transmettrait pas l'image des objets aux nerfs optiques.

Nollet, expérimentateur sévère et industrieux, est le premier qui ait observé que l'électricité avait deux courans; il nomma l'un affluent et l'autre effluent. Il constata que l'effluent, qui est le vitré, s'échappait en aigrettes de lumière pétillante, et que l'affluent, qui est le résineux, entrait par les pointes en bouton lumineux et calme : d'où il suit que la clarté de l'électricité résineuse est pareille à la clarté des vers luisans sous la rosée et dans l'eau de la mer, et que le pétillement de l'électricité vitrée est pareil à la combustion du pyrophore: cependant, Nollet, malgré les caractères opposés de ces deux courans, n'admettait qu'un fluide électrique.

Il y a cinquante ans, qu'un de mes amis, rédacteur du *Mercure*, me remit un mémoire très-circonstancié sur un phénomène observé dans un hôpital de Malte; ce mémoire avait été envoyé pour qu'on l'insérât dans le *Mercure*: il concernait un élève en médecine traité de la vérole, par des nombreuses frictions mercurielles; ce jeune homme était phosphorescent dans l'obscurité et le mercure suintait de l'extrémité de ses cheveux qui étaient lumineux. J'ai vu souvent des moines tondus s'amuser à ôter leur scapulaire dans l'obscurité, avoir la tête phosphorescente. Cette lumière était électrique, elle se développait comme celle des électrophores.

Jusqu'à présent, on a considéré le phosphore chimique comme le type de la phosphorescence, quoiqu'il soit un vrai pyrophore. La clarté dont brillent les insectes, le bois huileux, les poissons en putréfaction, le sucre cassé, la crinière des chevaux, les émanations des cadavres des cimetières, les yeux des nyctalopes, les cheveux de l'homme et les poils de tous les animaux vivans, est une flamme organique sans combustion, qui s'éteint et brille, sans changer la température de la substance phosphorescente. C'est une lumière grandinique qui blanchit la neige, la gelée blanche, le givre, qui se montre radieuse sur les corps polis froids; c'est le bouton lumineux de l'électricité affluente, et le calorique rayonnant des physiciens actuels. Le frottement fait affluer ce phosphore sur le soufre, les résines, les poils, les cheveux et le verre dépoli.

Davy Omphrey a obtenu un résultat des courans dans le vide, que les physiciens ont laissé jusqu'à présent isolé, quoiqu'ils sentent l'importance de cette trouvaille. La brillante clarté qui domine le charbon, représente les deux lumières qui concourent à la vision. La seule différence qui existe entre la lumière du vide d'Omphrey et celle qui opère la vision, est, que la lumière perçue par l'œil n'est accompagnée d'aucune chaleur : le pyrotique ne pénétrant pas plus dans l'œil, qu'il ne pénètre dans le prisme et la loupe, lorsqu'ils dépouillent le spéculaire des couleurs du chromaphore ; dépouillé de la même manière, le spéculaire se dirige seul à travers l'humeur aqueuse, le crystallin et l'humeur vitrée, sur l'uvée qui est l'équivalent du charbon placé dans le vide. L'humeur vitrée est semblable à du verre fondu. Le verre en fusion doit sa lucidité au pyrotique lumineux, et l'humeur vitrée au phosphore électrique.

On n'a pas expliqué encore pourquoi un frottement et un coup sur l'œil développent une lumière. Cette scintillation provient de l'expansibilité du phosphore latent de l'œil qui est calme et muet. L'électricité phosphorique donne de la consistance aux organes, et l'électricité mentique entretient la vie, dirige les forces vitales, perçoit l'action des objets extérieurs sur les sens. Il est détonnant lorsqu'il rencontre le phlogistique. La blancheur des nerfs est occasionnée par le pyrotique fixe; la moindre addition d'électricité pyrotique procure un faible éréthisme, ou une forte douleur qui fait souffrir tout le corps. Le blanc organique et le perlucide pelliculaire, tels que ceux des nerfs, de la soie blanche, de l'épiderme et de l'eau, sont des effuibles (les expériences de Symmer, de Davy et la pile de Volta constatent ces propriétés). Le pôle austral est entièrement occupé par l'eau, il est par conséquent effluent, et le pôle boréal garni des montagnes est affluent, les nerfs sont effluibles; le sang et l'uvée sont affluibles.

La lumière phosphorique et la lumière pyrotique ont chacune leur clarté spéciale invariable; mais les matières qui les fournissent sont de deux genres, les nidorosités et les fumets; chaque individu de ces deux genres, transmet son caractère d'individualité au phosphore et au pyrotique qui émanent de lui. La réunion de l'astrique spéculaire avec la flamme pyrotique et le man mentique, devient la trinité électrique pyrotique. La réunion de l'astrique grandinique, de la lumière phosphorique et du man nidoreux ou du phlogistique, devient la trinité phlogistiquée ou résineuse (je me sers du mot *trinité* sans avoir égard au sens mystique).

Les végétaux excrétent de l'oxygène quand ils se trouvent à l'aspect du soleil; ils excrétent de l'azote s'ils sont à l'ombre. L'électricité vitrée règne et se développe à l'aspect du soleil, et l'électricité résineuse règne et se développe à l'ombre. Les effluves gazeux des végétaux sont évidemment oxidés par le pyrotique æthéré, et les effluves gazeux de ces mêmes végétaux, sont phlogistiqués par le grandinique. Le phlogistique a échappé aux fameuses analyses du célèbre Lavoisier, et il l'a éliminé de la chimie; mais la synthèse le met en évidence dans la trinité négative. La moisissure, qui a lieu dans les terres riches en humus, dans les souterrains et à la surface des sols frais et humides, nitrifie l'azote; le nitre ainsi que tous les crystaux doivent leur adhésion au grandinique phosphorique, le nitre contient donc du phlogistique; partout où il se forme du nitre, par conséquent, il y a du phlogistique, et il est répandu dans les premières couches de toute la superficie de la terre où il attire le grandinique, et le constitue électricité négative ou phlogistiquée. Le pyrotique est fourni par l'oxidation du mentique, comme le phosphore est fourni par la phlogistication de l'azote (1).

L'électricité magnétique résineuse et l'électricité magnétique vitrée ne sont pas trinaires; la résineuse n'est composée que du grandinique et du phlogistique obscur et la vitrée du spéculaire et du mentique obscur. Le mentique et le phlogistique sont contenus dans le fer, l'acier, le nikel et le cobalt, en une proportion qui leur permet d'admettre une addition libre de ces deux mans, accompagnés chacun de son astrique; dès-lors ces métaux ont acquis une

---

(1) Une explosion est une oxydation subite; il n'y a pas d'explosion sans phlogistique ou sans nidorosité. Si on fait passer une étincelle électrique dans un mélange d'hydrogène et d'oxygène en proportion explosible, la conflagration subite du phlogistique par le pyrotique, oxyde l'hydrogène, et l'hydrogène oxydé est de l'eau. Les détonnations électriques sont aussi des oxydations subites.

charge d'électricité obscure , flottante, qu'on appelle fluide magnétique.

Il y a une nitorité pour chaque électricité, la nitorité grandinique et la nitorité æthérienne. Le verre poli , frotté, extrait le pyrotique , au lieu que le verre dépoli extrait le phosphore par la même confliction ; la glande pinéale , par sa nitorité , pourrait bien constituer la vue intellectuelle (1).

---

(1) L'électricité affluente de la nuit et l'électricité effluente du jour, sont deux puissans moteurs qui agissant simultanément sur la circonférence d'une sphère , la font tourner. C'est aux astronomes à nous apprendre s'il convient d'attribuer la rotation de la terre à l'attraction , force occulte unique qui ne peut s'écarter de la ligne droite sans être annulée , tandis que dans la nature on ne rencontre pas la force attractive sans la force répulsive , sa congénère. L'électricité engendre continuellement , alternativement sur la circonférence de la terre , ces deux forces opposées ; l'une , l'effluente , provient régulièrement et inévitablement de la présence du soleil dans l'horizon ; et l'autre , l'affluente ; de là disparition de cet astre. Il suit que la force affluente rapetisse la circonférence de l'hémisphère qu'elle domine , par concentration , et que la force effluente agrandit l'hémisphère en face du soleil par la dilatation.

Descartes explique ainsi par la température , la rotation

de la terre. Il est indubitable que le moindre rapprochement du centre de gravité, vers la circonférence d'une sphère en équilibre dans un milieu très-rare, la fait tourner.

Newton calculait, et il donnait les résultats de ses calculs pour des découvertes. Descartes, génie supérieur, découvrait, et il s'assurait par les menus, comme il le dit, si sa découverte était réelle. Les menus étaient l'analyse appliquée à ses conceptions. Lorsque Descartes dominait la science en Angleterre et en France, une femme, M.me Duchatelet, rendue célèbre par son ami Voltaire, tout-à-fait étranger à la physique, le détrôna en important en France les erreurs de Newton. Des physiciens peuvent défendre ces erreurs, mais le médecin serait condamné à ignorer toujours la physiologie de l'œil et de la transfusion de la vue, s'il les adoptait.

FIN

www.ingramcontent.com/pod-product-compliance
Ingram Content Group UK Ltd.
Pitfield, Milton Keynes, MK11 3LW, UK
UKHW020309220726
13923UKWH00003B/1049